Cadenas a través de los tiempos

**Desde la esclavitud clásica hasta el yugo digital.
Una breve historia**

Rafael Antonio Vargas Vargas. MD – PhD

Dedicatoria

Este es un pequeño homenaje y una muestra de mi enorme gratitud a mis familiares y amigos por su constante apoyo y aliento a lo largo de mi vida. Siempre el afecto de todos ellos ha sido un aliciente permanente para seguir el camino.

Contenido

PRÓLOGO

El trabajo, en todas sus formas, ha sido un pilar fundamental de la experiencia humana desde tiempos inmemoriales. Desde los albores de la civilización, el ser humano ha forjado una relación intrínseca con el trabajo, que ha evolucionado de manera asombrosa a lo largo de la historia. Este libro se aventura a explorar las complejidades de este fenómeno, dividiendo su contenido en cuatro partes claves que abarcan brevemente desde los orígenes de la humanidad hasta la era contemporánea.

En la primera parte de este libro, nos sumergimos en las raíces históricas del trabajo, trazando su desarrollo desde las primeras formas de cooperación tribal, las sociedades esclavistas, las sociedades preindustriales hasta la Revolución Industrial que transformó por completa la naturaleza del empleo. Exploraremos brevemente la esclavitud, la servidumbre y la creación de las primeras fábricas. Descubriremos cómo las condiciones laborales cambiaron restrictivamente a medida que el mundo se industrializaba y cómo estas transformaciones dieron forma a la percepción y la importancia del trabajo en la vida de las personas.

La segunda parte de este libro se adentrará en un tema de creciente relevancia en nuestra sociedad moderna: el estrés relacionado con el trabajo y su impacto en la salud. En esta sección, examinamos cómo el trabajo, que una vez fue simplemente una parte integral de la vida diaria, se ha convertido en una fuente potencial de tensiones y desafíos para la salud mental y física.

La tercera parte eleva la discusión a un plano más abstracto, explorando reflexiones filosóficas sobre el trabajo y la alienación. Desde las reflexiones de Karl Marx sobre la alienación en el trabajo industrial hasta las teorías contemporáneas sobre la búsqueda de significado en el empleo, este libro explorará algunas cuestiones fundamentales sobre la relación entre el ser humano y su trabajo abordada por algunos pensadores y humanistas. Se hará mención especial al filósofo contemporáneo Byung Chul Han quien ha planteado que la fatiga, el cansancio y el estrés mental son una característica de la sociedad contemporánea.

La última parte de este compendio contemporáneo nos lleva al futuro, explorando el trabajo en la era digital. Con la aparición de la inteligencia artificial, la automatización y la globalización digital, el trabajo está experimentando una revolución sin precedentes. Se examinan los desafíos y las oportunidades que esta nueva era presenta, así como las implicaciones para la naturaleza misma de lo que consideramos como "trabajo".

En cada sección, este libro se busca más que informar inspirar una profunda reflexión sobre el trabajo en todas sus formas. También dejar la pregunta de cómo podemos participar de manera significativa en el tapiz en constante cambio de la experiencia laboral humana.

Primera Parte. Trabajo y carga laboral

El trabajo como actividad inherente a la vida humana, ha experimentado una evolución constante a lo largo de la historia, manteniendo un propósito fundamental: asegurar los recursos necesarios para la supervivencia de la especie. Desde los primitivos sistemas de producción hasta la era preindustrial, las raíces históricas del trabajo revelan la capacidad de adaptación y transformación de las sociedades a lo largo del tiempo. La actividad laboral, entendida como la aplicación de esfuerzos para alcanzar objetivos, ha sido un factor crucial en la configuración de las estructuras sociales y económicas. Las comunidades han desarrollado diversas formas de organización laboral, desde las colaborativas hasta las jerárquicas, cada una reflejando las necesidades y condiciones de su época. Asimismo, la Revolución Industrial marcó un hito significativo al cambiar radicalmente los métodos de producción y las dinámicas laborales, dando forma a la moderna concepción del trabajo que persiste en la actualidad. En este contexto, el trabajo continúa siendo un componente esencial en la evolución de la sociedad, desempeñando un papel crucial en su desarrollo y progreso. En esta primera parte, exploraremos brevemente la evolución del trabajo y la carga laboral en distintas épocas: prehistoria, edad antigua, edad media, renacimiento, modernidad, hasta nuestros días.

Capítulo 1. Los Orígenes del Trabajo

El trabajo se define como la actividad, física o intelectual, que las personas desempeñan para satisfacer necesidades y deseos individuales y de una comunidad más amplia. Desde el punto de vista etimológico la palabra trabajo proviene de diversas raíces que casi siempre se relacionan con esfuerzo, castigo u obligación. En las lenguas romances derivadas del Latín, la palabra trabajo deriva del término tripalium que era el nombre que recibía un instrumento de tres palos que era empleado para inmovilizar tantos esclavos, como animales durante el Imperio Romano. De allí el término evolucionó a trabajo en el español, travail en el francés, travaglio en italiano y trabalho en portugués. En las lenguas indoeuropeas también hay una connotación similar, arbeit en alemán esta relacionado con esfuerzo y sufrimiento; work tiene su origen en el inglés antiguo, wrikan, que se relaciona con persecución.

En leyendas, mitos y documentos de diferentes culturas siempre hay relación con esfuerzo y castigo. En la mitología griega se habla de los trabajos de hércules como pruebas de los dioses y en la Biblia se describe el trabajo como castigo de Dios: "ganarás el pan con el sudor de tu frente"

Prehistoria

La historia del trabajo se remonta a la prehistoria, cuando nuestros antepasados dependían de la caza, la recolección y la agricultura primitiva para su subsistencia. En esta época, el trabajo estaba intrínsecamente ligado a la supervivencia y a la satisfacción de las necesidades básicas. Sin embargo, no era una actividad permanente y/o programada. Algunos expertos calculan que el tiempo que probablemente se dedicaba a la búsqueda y obtención de alimentos era cerca de 2 horas diarias. Las tareas eran simples y se compartían de manera colectiva, con roles definidos por género y edad. El tiempo libre probablemente fue empleado para realizar actividades lúdicas que favorecieron desarrollo de nuevas habilidades, como el lenguaje, la capacidad de observación y análisis y en últimas la acumulación progresiva de conocimiento.

Época Antigua

Con la aparición de las grandes civilizaciones antiguas en Mesopotamia, China, India y Egipto, surgieron sistemas de producción más complejos. El trabajo se especializó y las sociedades desarrollaron diversos oficios y artes. La población fue incapaz de asumir todas y cada una de las labores que las sociedades complejas demandaban. La esclavitud se hizo presente, como solución con lo cual la carga laboral era impuesta sobre aquellos que estaban subyugados. La agricultura y la ganadería orientada a proveer de alimento a la población y la construcción de monumentos para satisfacer a los dioses y al ego de reyes y emperadores se convirtieron en las fuentes principales de trabajo en esta época. Gran parte de la dinámica social de esta época se caracteriza por imperios conquistando y expandiéndose con la meta de subyugar y esclavizar a las poblaciones de los territorios conquistados: el imperio romano, el imperio egipcio, el imperio chino, el imperio Mongol son ejemplos de las características de esta época. Ni siquiera la civilización griega cuna de la democracia actual puede sustraerse de esta tendencia: guerras, invasiones y esclavización de los pueblos derrotados.

Edad Media

La Edad Media fue testigo de la disolución del gran Imperio Romano que se fragmento en cientos de pequeños reinos. Con esto aparece y se consolida el feudalismo en la Europa Occidental. El imperio Romano agónico se fracturó y favoreció la aparición de múltiples territorios con monarcas particulares que por concesión divina o por la guerra se apropiaban de territorios o feudos. Estos señores feudales gobernaban sobre vastas tierras y la población campesina bajo su influencia trabajaba al servicio del propietario, pero además debían sufragarle impuestos. El noble garantizaba tierra, trabajo y seguridad con un ejército que provenía del mismo campesinado. El trabajo estaba fuertemente ligado a la tierra y a la producción agrícola. La Iglesia desempeñó un papel crucial en la orientación del trabajo y el control de los siervos campesinos a través de las instituciones monásticas y las órdenes religiosas. Las guerras y las invasiones adquirieron un carácter místico y divino, la meta de los caballeros cruzados de la época era combatir infieles y conquistar almas y el trabajo esclavo era parte del proceso de conversión y salvación de infieles.

Renacimiento

El Renacimiento marcó un cambio en la concepción del trabajo. Surgió una clase mercantil en ascenso, una clase de artesanos que en los nacientes burgos o ciudades tenían capacidad de trabajar en forma independiente y el comercio se convirtió en una fuente importante de empleo. Se requerían individuos capaces de comprar a los comerciantes, los productos que fabricaban los artesanos empleando el dinero que algunos individuos acumulaban y prestaban, el naciente sistema financiero. Para este momento los siervos campesinos no satisfacían ese perfil porque dependían de un noble o amo y carecían de capital. Desde las nacientes ciudades se presiona para cambio de modelo. También las epidemias que azotaron a Europa entre el siglo XIII y XV favorecieron el cambio pues diezmaron la población servil y la mano de obra y productos escasearon por lo que reyes y nobles debieron buscar nuevos territorios para colonizar, pero para eso requerían ejércitos, armas, transporte y dinero para financiar sus proyectos expansionistas. La naciente banca europea fue el motor que impulso la nueva era de cambio y desarrollo. Los avances en la tecnología y la invención de la imprenta dieron lugar a difusión del conocimiento, una mayor especialización laboral, con artistas, científicos y artesanos floreciendo en una sociedad que valoraba la innovación y la creatividad. Y los nuevos territorios conquistados de América, África y Asia fueron la fuente de mano de obra esclava para los nacientes Imperios Español, Inglés y Portugal. África y América fueron los nuevos centros de provisión de mano de obra por varias siglos, con millones de individuos de las poblaciones nativas sometidas.

Modernidad
La Revolución Industrial del siglo XVIII transformó radicalmente la naturaleza del trabajo. La mecanización y la producción en masa cambiaron los métodos de producción, se crearon fábricas y se atrajo a las personas del campo a las ciudades en busca de empleo. Nuevamente, se repite la historia y una clase social emergente, la clase industrial, presiona para que se cambien las formas de trabajo que todavía tenían una mezcla de servilismo feudal, esclavismo,

trabajo agrícola y trabajo artesanal. Esto representaba poblaciones en condiciones de subsistencia mínima, sin ninguna capacidad de poder adquisitivo y una naciente industria inundaba de productos que buscaban mercados y compradores. Estos mercados debían ser creados y por lo tanto se presiona nuevamente para que haya una emancipación del individuo con desaparición de la mano de obra esclava que sería reemplazada por un trabajador asalariado y dependiente de un empleador. A pesar de los avances tecnológicos, la otra cara de la moneda es que la naciente industria en vez de mejorar las condiciones de vida, creo condiciones laborales precarias, con nuevos riesgos inherentes a los nuevos trabajos y con una explotación extrema de los trabajadores que incluían en forma masiva a la población infantil y a los ancianos.

En resumen, la evolución del trabajo a lo largo de la historia ha estado marcada por cambios en la organización social, por los avances tecnológicos y las transformaciones económicas. Desde las sociedades prehistóricas hasta la Revolución Industrial, el trabajo ha sido una fuerza impulsora del desarrollo humano, y su comprensión nos permite apreciar la complejidad de esas raíces laborales y cómo han moldeado la sociedad actual. En los capítulos siguientes, exploraremos más a fondo la evolución del trabajo, la carga laboral y su impacto en la vida de las personas a lo largo de la historia, en especial en el mundo actual.

Referencias

Fineman, S. (2012). Work: A very short introduction. Oxford University Press.

Shell, E. R. (2018). The job: Work and its future in a time of radical change. Currency.

Suzman, J. (2020). Work: A history of how we spend our time. Bloomsbury Publishing.

Capítulo 2. La carga laboral y su evolución

La carga laboral se define como el conjunto de requerimientos físicos y mentales a los que se ve sometido el trabajador a lo largo de su jornada laboral. En esa definición se hace una distinción entre la carga física de trabajo y la carga mental. Algunas actividades tendrán más exigencia física y otras tendrán mayor exigencia mental o intelectual.

Desde los albores de la humanidad, para los seres humanos enfrentar las amenazas del ambiente y buscar recursos del entorno para garantizar su supervivencia han sido una constante. En las poblaciones nómadas, el trabajo inicialmente se centraba en la obtención de alimentos a través de la caza y la pesca. No eran actividades constantes y estaban determinadas por el tamaño del grupo, la disponibilidad de alimento en el entorno, la geografía, el clima, entre otros. Algunos investigadores plantean que probablemente el tiempo dedicado a estas labores era de alrededor de dos horas diarias. También plantean que el resto del tiempo era dedicado a realizar actividades de esparcimiento, dentro de estas actividades estaba el juego con el que se recreaban situaciones de la vida, los problemas y las soluciones planteadas. Los juegos de azar aparecen en este momento y se plantean que fueron útiles para desarrollar algunas habilidades como toma de decisiones, desarrollo de liderazgo, creación de organizaciones, símbolos como banderas, escudos, monedas, lenguaje, matemáticas, entre otros. Sin embargo, con la transición a un estilo de vida sedentario, surgieron comunidades cada vez más numerosas que requerían un mayor esfuerzo para asegurar su alimentación. Los tiempos que antes se empleaban en desplazamientos debieron ser reorientados a desarrollar actividades específicas, planeadas y organizadas que garantizaran la producción constante de alimentos. Este cambio dio origen al desarrollo de la agricultura, el surgimiento de instituciones, la aparición de la minería y la artesanía, y otras disciplinas como la astronomía, las matemáticas, la contabilidad, el derecho, la medicina. Todo esto a su vez indujo una especialización del trabajo y una estratificación de las sociedades en diferentes clases sociales o castas, como la casta militares, la casta religiosos, los administradores, los contadores y los trabajadores comunes.

Los trabajos que demandaban esfuerzo físico se delegaron a clases menos dominantes, que en aquellas sociedades en crecimiento fueron insuficientes por lo que surgió el sistema esclavista. Inicialmente se seleccionaban a individuos que pertenecían al grupo pero que tenían algún tipo de desventaja o pertenecían a castas inferiores. Posteriormente se establecieron formas de trabajo obligatorio a individuos sometidos de grupos o poblaciones cercanas que eran capturados y sometidos a condiciones de trabajo extremo sin ningún tipo de contrapartida. La desobediencia implicaba castigo que podía terminar con la muerte. Esta práctica se mantuvo a lo largo de los siglos en diferentes culturas y ha persistido en diferentes formas hasta el siglo XXI. Paralelo a esto diversas movimientos sociales y grupos ideológicos han presionado para eliminar o modificar las formas de trabajo el esclavismo y el servilismo que a finales del siglo XIX termina transformándose en el sistema de proletariado, en el cual los individuos venden su fuerza de trabajo a cambio de un salario.

A lo largo de la historia el esclavismo ha experimentado variaciones, pero el principio subyacente sigue siendo el mismo: una relación explotador – explotado, una forma de explotación y opresión económica que, aunque ha evolucionado, aún plantea desafíos en la búsqueda de una distribución equitativa de la riqueza y el poder en la sociedad.

Referencias

Philipson, I. (2003). Married to the job: Why we live to work and what we can do about it. Simon and Schuster.

Huws, U. (2014). Labor in the global digital economy: The cybertariat comes of age. NYU Press.

Schwartz, B. (2015). Why we work. Simon and Schuster.

Fineman, S. (2012). Work: A very short introduction. Oxford University Press.

Shell, E. R. (2018). The job: Work and its future in a time of radical change. Currency.

Suzman, J. (2020). Work: A history of how we spend our time. Bloomsbury Publishing.

Capítulo 3. La carga Laboral en la Era Industrial

La Revolución Industrial, un período de profundos cambios económicos y tecnológicos que comenzó a finales del siglo XVIII en Gran Bretaña y se expandió por todo el mundo occidental en el siglo XIX, tuvo un impacto transformador en la naturaleza del trabajo y las condiciones laborales. Este capítulo explora cómo la Revolución Industrial cambió radicalmente la forma en que las personas trabajaban, las condiciones laborales en las fábricas y minas del siglo XIX, y el desarrollo de la noción de "jornada laboral" y sus implicaciones.

Revolución Industrial y Cambio en la Naturaleza del Trabajo

La Revolución Industrial marcó una transición de la producción manual y artesanal a la producción mecanizada y en serie. La introducción de la maquinaria y la tecnología transformó los métodos de producción y aumentó la eficiencia. Si bien esto impulsó el crecimiento económico y la producción a una escala sin precedentes, también tuvo un impacto significativo en la carga laboral de los trabajadores.

Condiciones laborales en fábricas y minas durante el Siglo XIX

Las fábricas y minas de carbón se convirtieron en el epicentro de la Revolución Industrial. Los trabajadores, en su mayoría migrantes rurales empobrecidos, se encontraron trabajando en condiciones extremadamente difíciles. Las jornadas laborales eran excesivamente largas, a menudo superando las 12 horas al día, y los trabajadores, incluidos niños, mujeres embarazadas y ancianos, enfrentaban un entorno de trabajo peligroso. La falta de regulación y supervisión permitió que las condiciones empeoraran aún más con el tiempo.

Desarrollo de la noción de "Jornada Laboral" y sus Implicaciones

Durante el siglo XIX, la noción de la "jornada laboral" comenzó a tomar forma. Antes de la Revolución Industrial, las personas solían trabajar en función de las necesidades estacionales o las condiciones naturales. Sin embargo, con la industrialización, la jornada laboral se estandarizó y se convirtió en una medida de tiempo dedicada al trabajo remunerado, regular y con pocos días de descanso. La remuneración en muchas ocasiones era mínima y apenas alcanzaba para cubrir las necesidades básicas de los trabajadores y sus familias que con frecuencia eran numerosas y les obligaba a vivir en hacinamiento y malas condiciones de higiene.

En esta época empiezan a formarse asociaciones de trabajadores o sindicatos. La lucha por la limitación de las horas de trabajo se convirtió en una cuestión clave para los movimientos laborales y sindicales. Los trabajadores comenzaron a exigir una jornada laboral más corta, argumentando que largas horas de trabajo eran perjudiciales para la salud y la calidad de vida. Esto llevó a una serie de reformas laborales y legislación que buscaba establecer límites a la jornada laboral, garantizar condiciones laborales más seguras y crear instituciones de seguridad social. Con esto aparecen los sistemas de salud y de seguros de vida y pensiones que respaldaban los costos de accidentes y enfermedades laborales y sus complicaciones como la invalidez o la muerte. Las luchas de los trabajadores en esta época por mejores condiciones de trabajo sentaron las bases para las regulaciones laborales modernas.

Referencias

de Smith, Y. D. (2001). El trabajo: pasado y presente. Revista Faces, 12, 89-98.

Capítulo 4. Siglo XX y la revolución tecnológica

La Revolución Industrial marcó un punto de inflexión en la historia laboral, pero su legado continuó influyendo en la primera mitad del siglo XX. A medida que avanzamos en el tiempo, veremos cómo la carga laboral evolucionó desde la Revolución Industrial hasta la segunda mitad del siglo XX, incluyendo la transición hacia la era tecnológica y cómo esto afectó a los trabajadores.

Primera Mitad del Siglo XX

Durante la primera mitad del siglo XX, la industrialización continuó expandiéndose y diversificándose. Los trabajadores todavía enfrentaban largas jornadas y condiciones laborales desafiantes en muchas industrias. La lucha por los derechos laborales ganó impulso, y se lograron mejoras significativas en las condiciones de trabajo a través de reformas laborales, acuerdos sindicales y la implementación de medidas de seguridad.

En este período, la producción en masa y la economía de consumo se convirtieron en fuerzas impulsoras, lo que llevó a una mayor demanda de trabajadores en sectores como la manufactura y la construcción. Sin embargo, las condiciones de trabajo seguían siendo un problema importante, y los trabajadores continuaron luchando por una distribución más justa de la carga laboral.

El ingeniero norteamericano Frederick Taylor propone un método de organización del trabajo basado en la división del trabajo y de la especialización de las labores aplicando métodos científicos de medición de tiempos y producción. Esto fue expuesto en el libro "principios de administración científica". EL objetivo de este método de organización era aumentar la producción industrial e incrementar las ganancias. A este método de producción se le denominó posteriormente "Taylorismo".

El Fordismo: Orígenes y Características de una Revolución Industrial

El Fordismo es un término que remonta a la revolución industrial del siglo XX, marcando un hito en la producción en masa y transformando la forma en que se concebía el trabajo y la fabricación. Su origen se atribuye principalmente a Henry Ford, el visionario empresario estadounidense que revolucionó la industria automotriz y dejó un legado perdurable en la historia económica mundial.

A principios del siglo XX, Henry Ford introdujo el concepto de cadena de montaje en la fabricación de automóviles. Antes de este enfoque, la producción se basaba en métodos artesanales y en la habilidad individual de los trabajadores. Sin embargo, Ford ideó un sistema que descomponía el proceso de fabricación en una serie de pasos simples y repetitivos. Cada trabajador se especializaba en una tarea específica, lo que aumentaba la eficiencia y reducía los costos de producción.

El año clave para el surgimiento del Fordismo fue 1913, cuando la planta de Ford en Highland Park implementó completamente la línea de ensamblaje móvil. Este enfoque permitió una producción más rápida y eficiente, reduciendo significativamente el tiempo necesario para ensamblar un automóvil. El famoso Modelo T de Ford, lanzado en 1908, se convirtió en el primer automóvil asequible para las masas, y el Fordismo fue la fuerza impulsora detrás de esta democratización del automóvil.

Las características distintivas del Fordismo son múltiples. La división del trabajo es esencial, con cada trabajador desempeñando una tarea específica y repetitiva. Este enfoque no solo permitió una mayor producción, sino que también simplificó el entrenamiento de los trabajadores, ya que solo necesitaban aprender una tarea específica en lugar de todo el proceso de fabricación.

La estandarización también fue un componente clave. Ford introdujo estándares rigurosos para cada parte del automóvil, asegurando que las piezas fueran intercambiables y que el proceso de ensamblaje fuera más fluido. Esta estandarización no solo se limitó a los productos, sino que también se extendió al tiempo de trabajo. Ford estableció la jornada laboral de ocho horas y aumentó significativamente los salarios de los trabajadores, lo que no solo mejoró la calidad de vida de los empleados, sino que también aumentó su capacidad adquisitiva, permitiéndoles comprar los productos que estaban fabricando.

Otra característica distintiva fue la aplicación de la producción en masa. La cadena de montaje permitió una producción rápida y eficiente, reduciendo el tiempo necesario para fabricar un automóvil de varias semanas a solo unas horas. Esto no solo hizo que los automóviles fueran más asequibles, sino que también cambió la forma en que se concebía la producción en otros sectores industriales.

A pesar de sus éxitos, el Fordismo también fue objeto de críticas. Se le acusó de deshumanizar el trabajo, convirtiendo a los trabajadores en meras extensiones de la maquinaria de producción. La rutina repetitiva y la falta de variedad en las tareas laborales llevaron a la alienación y a menudo resultaron en condiciones de trabajo monótonas y poco gratificantes.

El Fordismo marcó una revolución en la producción industrial, transformando la forma en que se fabricaban los productos y redefiniendo las relaciones laborales. Aunque ha evolucionado con el tiempo, su influencia perdura en la forma en que concebimos la producción y el trabajo en la actualidad. Henry Ford, con su visión pionera, sentó las bases para una nueva era industrial que dejó una huella indeleble en la historia económica y social del siglo XX.

3.2 Segunda Mitad del Siglo XX y la Era Tecnológica

La segunda mitad del siglo XX presenció avances tecnológicos revolucionarios que transformaron aún más la naturaleza del trabajo. La automatización, la informática y la robótica comenzaron a reemplazar tareas repetitivas y rutinarias en muchas industrias, desde la fabricación hasta la banca y la atención médica. Si bien esto aumentó la productividad, también planteó preocupaciones sobre la pérdida de empleos y la necesidad de una adaptación constante a las nuevas tecnologías.

La era tecnológica también introdujo la idea de la "carga laboral virtual". Con la conectividad global y la disponibilidad constante de dispositivos electrónicos, los trabajadores comenzaron a enfrentar una presión adicional para estar siempre disponibles y conectados a sus trabajos, lo que llevó a una difuminación de los límites entre la vida laboral y personal.

Además, la economía de gig o colaborativa y el trabajo independiente se volvieron más comunes. Aunque brindaron una mayor flexibilidad a los trabajadores, también a menudo carecían de las protecciones laborales tradicionales, lo que planteaba desafíos relacionados con la seguridad laboral y la estabilidad financiera.

En resumen, la carga laboral evolucionó desde la Revolución Industrial hasta la era de la tecnología. A lo largo de este período, los trabajadores experimentaron cambios significativos en las condiciones laborales y la naturaleza de sus ocupaciones debido a avances tecnológicos y cambios económicos. La lucha por un equilibrio entre la vida laboral y personal, así como por la protección laboral en la economía moderna, sigue siendo un tema importante en la actualidad.

El Post-Fordismo: Orígenes y Características de una Nueva Era Económica

El post-fordismo emerge como una respuesta y evolución al modelo fordista que dominó gran parte del siglo XX. Su desarrollo se sitúa en el período posterior a la Segunda Guerra Mundial, pero su consolidación y reconocimiento como un paradigma económico distintivo se produjo en las décadas de 1970 y 1980. El post-fordismo representa un cambio significativo en la organización del trabajo y la producción, desafiando las estructuras rígidas del fordismo y adaptándose a un entorno económico en constante transformación.

En términos generales, el post-fordismo surge de la globalización, la revolución tecnológica y los cambios en la demanda del mercado. A diferencia del fordismo, que se centraba en la producción en masa y la estandarización, el post-fordismo se caracteriza por la flexibilidad, la personalización y la innovación. En lugar de producir grandes cantidades de productos idénticos, las empresas posfordistas se orientan hacia la diversificación y la adaptación rápida a las cambiantes tendencias del mercado. Una de las características clave del post-fordismo es la transición de una economía industrial a una economía de servicios. Mientras que el fordismo se centraba en la producción manufacturera, el post-fordismo se mueve hacia una mayor importancia de los sectores de servicios, tecnología y conocimiento. Las habilidades cognitivas y creativas son ahora más valoradas que las tareas rutinarias y repetitivas que eran típicas del fordismo.

La flexibilidad laboral es otra característica fundamental del post-fordismo. A diferencia de la rigidez de la línea de ensamblaje fordista, el trabajo en la era post-fordista se caracteriza por la movilidad, la adaptabilidad y la capacidad de respuesta a las demandas del mercado. Las estructuras jerárquicas se vuelven más planas, y los trabajadores son alentados a asumir roles multifuncionales y a contribuir con ideas creativas para mejorar los procesos.

La tecnología de la información desempeña un papel central en el post-fordismo. La automatización, la robótica y la conectividad digital permiten una producción más eficiente y personalizada. La producción "just in time", que implica la fabricación de productos en función de la demanda en tiempo real, reemplaza la producción masiva y la acumulación de inventarios, que en ocasiones se denomina "toyotismo" y que contrasta con el "fordismo".

Otro aspecto significativo del post-fordismo es la importancia de la gestión del conocimiento. En lugar de depender únicamente de la fuerza laboral manual, las empresas post-fordistas valoran el conocimiento y la creatividad de los empleados. Se fomenta la colaboración, la innovación y la toma de decisiones descentralizada. También aparece el concepto de "capitalismo cognitivo" en la era del conocimiento y la información. El post-fordismo y el capitalismo cognitivo son conceptos estrechamente entrelazados en la evolución económica contemporánea. En la era posfordista, la producción se basa en la información y el conocimiento, en lugar de la fabricación en masa, lo que lleva al surgimiento del capitalismo cognitivo. Aquí, el capital humano es esencial: se refiere a la inversión en habilidades, educación y conocimiento de los trabajadores. El capitalismo cognitivo impulsa la economía mediante la explotación de la mente humana, transformando las ideas en productos. En esta sinergia, el capital humano se convierte en la moneda principal, alimentando la innovación y la competitividad. El capitalismo cognitivo aprovecha al máximo el potencial humano, dando lugar a una economía donde el conocimiento es el recurso más valioso.

Sin embargo, el post-fordismo no está exento de críticas. A medida que las empresas buscan flexibilidad y eficiencia, la inseguridad laboral y la precarización del trabajo son preocupaciones crecientes. Además, la brecha entre aquellos que poseen habilidades especializadas y aquellos con habilidades más tradicionales puede ampliarse, generando desigualdades sociales.
El post-fordismo representa una fase de cambio fundamental en la organización económica y laboral. A medida que las sociedades se adaptan a las demandas de la globalización y la tecnología, este modelo desafía las normas establecidas por el fordismo, abriendo nuevas posibilidades, pero también planteando desafíos

significativos. La transición del fordismo al post-fordismo refleja la continua evolución de las estructuras económicas y laborales en busca de una mayor eficiencia, flexibilidad y adaptación a un mundo en constante cambio.

Referencias

González, M. C. (2006). Flexibilización de las relaciones laborales: una perspectiva teórica postfordista. Gaceta laboral, 12(1), 33-69.

Demirovic, A. (2009). Postneoliberalism and post-Fordism: Is there a new period in the capitalist mode of production. Development dialogue, 51(January), 45-57.

Belli, S., López, C., & Romano, J. (2009). Producción, distribución y consumo de conocimiento en el capitalismo cognitivo¿ un virus fuera de control?. Omnia, 15(1), 82-94.

Filinich, N. R. (2016). El capitalismo y el rechazo de los límites: el caso ejemplar del taylorismo y el fordismo. Acta Sociológica, 69, 17-50.

Vercellone, C. (2016). Capitalismo cognitivo y economía del conocimiento. Una perspectiva histórica y teórica. F. Sierra Caballero, & F. Maniglio, Capitalismo financiero y Comunicación, 17-50.

Capítulo 5. Chaplin y los "Tiempos modernos"

En la década de 1930, el mundo estaba sumido en la Gran Depresión, una crisis económica sin precedentes que dejó a millones de personas desempleadas y desesperadas. El colapso del mercado de valores en 1929 dejó millones de personas desempleadas y hambrientas. Estados Unidos, epicentro de esta debacle, buscaba soluciones. En este contexto, surge el New Deal, un conjunto de políticas implementadas por el presidente Franklin D. Roosevelt como un intento de revitalizar la economía y proporcionar apoyo a los millones de ciudadanos afectados. Simultáneamente, el fordismo revolucionaba la producción industrial, introduciendo métodos de línea de montaje que aumentaban la eficiencia, pero también generaban desafíos laborales y sociales.

"Tiempos Modernos" - La Reflexión de una Época

Charles Chaplin, uno de los más grandes cómicos del cine mudo, entregó en 1936 una obra maestra del cine titulada "Tiempos Modernos" que captura magistralmente este contexto histórico. La película narra la historia de un obrero anónimo (interpretado por Chaplin) que lucha por sobrevivir en un mundo donde la automatización y la tecnología amenazan con dejarlo sin trabajo. A través de situaciones cómicas y muchas veces desgarradoras, la película aborda la explotación laboral, la alienación y la búsqueda de la felicidad en una sociedad en rápida transformación.

Una de las imágenes más icónicas y conmovedoras de "Tiempos Modernos" se centra en el protagonista, quien queda atrapado en una despiadada línea de montaje en una fábrica. Charles Chaplin personifica la tragedia humana al ser absorbido por las maquinarias, su destreza reducida a la monótona tarea de apretar tuercas y tornillos. Esta poderosa imagen encapsula la deshumanización inherente a la producción en masa, donde el individuo se convierte en un engranaje más en la maquinaria industrial.

Otra escena de profundo impacto visual retrata a Chaplin alimentándose de manera automática sin un entusiasmo, ni una motivación clara. Aquí, la película resalta la mecanización extrema incluso de las necesidades más básicas del ser humano. En un acto cómico, pero profundamente simbólico, vemos cómo la rutina diaria se ha reducido a un proceso mecánico, evidenciando la pérdida de la conexión humana con actividades tan fundamentales como comer. Chaplin, con su genialidad cinematográfica, logra transmitir la cruda realidad de una sociedad que, obsesionada con la eficiencia y la producción, ha perdido de vista la esencia misma de la existencia humana. Estas escenas resuenan como un llamado a la reflexión sobre los peligros de una modernidad despiadada y sin sentido y nos instantánea a cuestionar la dirección hacia la cual nos dirigimos en nuestra búsqueda incansable de progreso.

"Tiempos Modernos" se convirtió en un retrato satírico, descarnado y profético de su tiempo. La película llegó en un momento en que Estados Unidos y el mundo buscaban respuestas a la Gran Depresión, y aunque es una comedia, aborda cuestiones serias sobre desempleo, esclavismo, sobrecarga laboral, pobreza y desigualdad. Además, critica la creciente mecanización de la vida y la alienación que esto conlleva. Es decir, "Tiempos Modernos" va más allá de la comedia para abordar temas fundamentales de la condición humana en la era industrial. Aunque la película se centra en los problemas de la década de 1930, su mensaje es atemporal y sigue siendo relevante hoy en día, ya que la automatización y la alienación laboral continúan siendo temas pertinentes.

El impacto de "Tiempos Modernos" se evidencia en su legado duradero. La película inspiró discusiones sobre los derechos de los trabajadores y la necesidad de equilibrio entre la eficiencia industrial y el respeto por la dignidad humana. El mensaje de la película es claro: la humanidad no debe ser sacrificada en el altar de la eficiencia y la producción masiva. Chaplin argumenta que en esta nueva era de "tiempos modernos", es esencial mantener nuestra humanidad, nuestra compasión y nuestra conexión con los demás. La película también aboga por el optimismo y la resistencia a pesar de las dificultades. A pesar de los obstáculos, el personaje de Chaplin sigue adelante, busca la felicidad y encuentra la fuerza para luchar por un mundo más humano.

Referencias

Mendoza, M. A. G. (1998). Enseñanza con el cine: los tiempos Modernos de Charles Chaplin un filme de la modernidad. Revista Educación y Pedagogía, (22), 127-135.

Capítulo 6. Atenuando la carga laboral. Psicología organizacional

La industrialización, un fenómeno que marcó un cambio radical en la forma en que las sociedades producen bienes y organizan el trabajo, no solo trajo consigo avances tecnológicos y económicos, sino también transformaciones profundas en la identidad individual y las relaciones humanas. A medida que las fábricas y las líneas de montaje se convirtieron en la norma durante la Revolución Industrial, surgió un fenómeno desafiante: la pérdida de identidad del individuo.

La industrialización, al introducir métodos de producción eficientes pero impersonales, condujo a una deshumanización del trabajo. Los trabajadores se convirtieron en engranajes de una maquinaria productiva, ejecutando tareas repetitivas y monótonas, a menudo despojados de la creatividad y la conexión significativa con el producto final. Esta pérdida de conexión con el trabajo, combinada con condiciones laborales a menudo desfavorables, contribuyó a la alienación y la sensación de anonimato entre los trabajadores.

La deshumanización del trabajo industrial también tuvo un impacto directo en las relaciones humanas. En lugar de comunidades donde las personas compartían un propósito y una identidad común, surgieron ambientes laborales fragmentados y despersonalizados. La competencia por empleos y la presión para cumplir con estándares de producción crearon tensiones, desplazando la solidaridad comunitaria con la competencia y la individualidad.

El concepto de "hombre-masa", acuñado por el filósofo español José Ortega y Gasset, refleja esta pérdida de identidad individual en la era industrial. En este contexto, el individuo se ve absorbido por la masa anónima de trabajadores, perdiendo su singularidad y autonomía. La rutina y la uniformidad del trabajo industrial contribuyeron a la formación de individuos conformes, cuyas vidas se moldeaban por las demandas de la producción en serie.

Además, la industrialización influyó en la noción del tiempo y el espacio. El tiempo lineal y medido se convirtió en un elemento crucial en la producción industrial, desplazando las antiguas nociones de tiempo basadas en la naturaleza y las estaciones. La naturaleza cíclica de la vida se vio reemplazada por la urgencia constante de la producción, afectando las interacciones humanas y socavando las tradiciones comunitarias.

Los Estudios de Hawthorne y la Revelación de la Dimensión Humana en el Trabajo

La década de 1920 fue testigo de una revolución industrial en Estados Unidos, con la producción en masa y la eficiencia laboral en auge. Sin embargo, a medida que las fábricas se expandían, surgió un creciente interés en comprender cómo se afectaban la productividad de los trabajadores y como mejorarla. En medio de este contexto, en 1924, la Western Electric Company decidió llevar a cabo un estudio que se convertiría en un hito en la psicología organizacional: los Estudios de Hawthorne.

Los Estudios de Hawthorne, llevados a cabo en la planta de Western Electric en Hawthorne, Illinois, tenían como objetivo principal investigar cómo las condiciones de trabajo, la iluminación y otros factores afectaban el rendimiento y la satisfacción de los empleados. El equipo de investigadores, dirigido por Elton Mayo, un psicólogo australiano, se propuso explorar de manera sistemática cómo diversos factores influyen en la productividad y el bienestar de los trabajadores.

Los estudios se llevaron a cabo en varias etapas, a ocultas desde 1924 hasta 1932. Comenzaron con un enfoque en la influencia de la iluminación en el rendimiento de las empleadas en la fabricación de componentes telefónicos. Curiosamente, se encontró que, independientemente de si aumentaba o disminuía la intensidad de la luz, el rendimiento mejoraba. Este fenómeno, conocido como el "efecto Hawthorne", puso de manifiesto que la mera atención y el interés de los investigadores en los empleados afectaban positivamente su rendimiento.
Posteriormente, los estudios se ampliaron para investigar otras condiciones de trabajo, como los horarios de descanso y la longitud de la jornada laboral. Se descubrió que las empleadas no solo respondían positivamente a las mejoras en las condiciones, sino que también se beneficiaban de la interacción social y el sentido de comunidad que influía en el ambiente laboral. La participación y el sentimiento de ser valoradas como individuos influyeron en su moral y su desempeño. Aparecen manifestaciones como solidaridad y

apoyo al compañero, sentimientos de pertenencia y creación de grupos.

Los Estudios de Hawthorne revelaron una comprensión más profunda de las dinámicas laborales y la importancia de los factores sociales y psicológicos en el trabajo. La investigación demostró que las relaciones entre los trabajadores, su percepción de ser valorados y la oportunidad de participar en la toma de decisiones afectan de manera significativa la productividad y la satisfacción en el trabajo. Estos hallazgos cambiaron la forma en que se concebía la gestión de recursos humanos y sentaron las bases para el desarrollo de la psicología industrial y la teoría de las relaciones humanas.

El liderazgo de Elton Mayo en los Estudios de Hawthorne fue fundamental para el éxito de la investigación. Su enfoque en comprender a fondo las motivaciones y las necesidades de los empleados impulsó una revolución en la gestión de recursos humanos, donde se reconoce la importancia de considerar las dimensiones psicológicas y sociales en el entorno laboral.

El liderazgo de Elton Mayo en los Estudios de Hawthorne fue fundamental para el éxito de la investigación. Su enfoque en comprender a fondo las motivaciones y las necesidades de los empleados impulsó una revolución en la gestión de recursos humanos, donde se reconoce la importancia de considerar las dimensiones psicológicas y sociales en el entorno laboral.

os Estudios de Hawthorne representaron un punto de inflexión en la investigación sobre el trabajo y la gestión de recursos humanos. Estos estudios destacaron cómo la psicología y las relaciones humanas desempeñan un papel crucial en la productividad y la satisfacción en el trabajo, transformando la forma en que las empresas y los investigadores abordan el mundo laboral.

Desde esta época el trabajo ya no se percibe únicamente como una manera de satisfacer necesidades básicas, sino como un medio para la autorrealización y el crecimiento personal. Esta transformación, fue impulsada por otros teóricos como Abraham Maslow y McGregor y contribuyeron a cambiar la forma en que las empresas abordan la gestión de recursos humanos y cómo los empleados perciben su papel en el mundo laboral. La combinación de la teoría de la jerarquía de necesidades y la Teoría Y de McGregor ofrece una perspectiva más holística y humana sobre el trabajo, fomentando una fuerza laboral más motivada, comprometida y satisfecha, lo que a su vez beneficia tanto al trabajador, las empresas como a la sociedad en su conjunto.

Referencias
Smith, J. H. (1987). Elton Mayo and the hidden Hawthorne. Work, Employment and Society, 1(1), 107-120.
Mayo, E. (1933). The Hawthorne experiment. Western electric company. 2016). Classics of organization theory, 134-141.

Capítulo 7. La pirámide de necesidades. Abraham Maslow

En el vasto paisaje de la psicología y la teoría motivacional, la figura de Abraham Maslow destaca con una influencia duradera. Su teoría de la pirámide de necesidades, presentada por primera vez en la década de 1940, se ha convertido en un marco fundamental para entender la motivación humana y las aspiraciones fundamentales que impulsan nuestro comportamiento. Este capítulo explorará la esencia de la pirámide de Maslow y su impacto general en el campo de la psicología.

La Jerarquía de Necesidades:
Maslow propuso una jerarquía de necesidades humanas, organizadas en forma de pirámide. En la base se encuentran las necesidades fisiológicas, como la alimentación y el refugio, que son esenciales para la supervivencia. A medida que ascendemos por la pirámide, nos encontramos con necesidades de seguridad, amor y pertenencia, estima y, en la cúspide, la autorrealización. Este modelo sugiere que, a medida que se satisfacen las necesidades básicas, los individuos buscan la realización personal y la expansión de su potencial.

Autorrealización y Crecimiento Personal:
La cima de la pirámide, la autorrealización, representa el logro máximo de Maslow. Se refiere al deseo innato de las personas de alcanzar su máximo potencial, de convertirse en lo mejor que pueden ser. Este concepto eleva la

psicología más allá de la mera corrección de patologías hacia la promoción activa del crecimiento y la realización personal.

Aplicaciones Prácticas

La teoría de Maslow ha tenido aplicaciones prácticas en diversas disciplinas. En psicología clínica, ha influido en enfoques terapéuticos centrados en el cliente y en la psicología positiva. En el ámbito educativo, la pirámide de Maslow ha guiado estrategias pedagógicas que reconocen la importancia de abordar las necesidades básicas antes de poder fomentar el aprendizaje y la autorrealización.

Desde una perspectiva laboral, la teoría de Maslow subraya la importancia de considerar el trabajo no solo como un medio para satisfacer las necesidades básicas, sino como un vehículo fundamental para fomentar el crecimiento y la autorrealización personal. Según Abraham Maslow las personas tienen una jerarquía de necesidades que se inicia con las más básicas, como la alimentación, el refugio y la seguridad, pero no se detiene ahí. Una vez que estas necesidades fundamentales están satisfechas, los individuos aspiran a alcanzar niveles más elevados de desarrollo.

En el contexto laboral, esto implica que los empleados no solo buscan un salario adecuado y condiciones de trabajo seguras, sino también la oportunidad de crecer profesionalmente, alcanzar sus metas y potenciar sus habilidades. Los líderes y las organizaciones pueden aprovechar esta comprensión para motivar a sus empleados a través de la capacitación, la retroalimentación constructiva y la creación de un ambiente que fomente la innovación y el progreso personal. En resumen, la teoría de

Maslow nos recuerda que el trabajo es un camino hacia la autorrealización, y las empresas pueden desempeñar un papel crucial al facilitar este viaje hacia el crecimiento personal y el éxito profesional.

Críticas y Desarrollos Posteriores:
Aunque la teoría de Maslow ha sido ampliamente aceptada, también ha enfrentado críticas. Algunos sostienen que la jerarquía de necesidades puede variar según la cultura y el contexto individual. Además, se ha argumentado que la autorrealización no es exclusiva de la cima de la pirámide, sino que puede manifestarse en diversas etapas de la vida y en distintos aspectos de la existencia.

A pesar de las críticas, la teoría de la pirámide de necesidades de Maslow ha perdurado y ha inspirado investigaciones adicionales sobre la motivación y el bienestar humano. Investigadores contemporáneos han explorado cómo las necesidades sociales, emocionales y de desarrollo personal se entrelazan en patrones complejos, enriqueciendo y matizando la visión inicial de Maslow.

El legado de Abraham Maslow trasciende su teoría específica. Su enfoque en la autorrealización y el potencial humano ha resonado a lo largo de las décadas, influyendo en campos que van desde la psicología hasta la gestión empresarial y el desarrollo personal. La pirámide de necesidades se ha convertido en un símbolo icónico, recordándonos que la búsqueda de significado y propósito está en el corazón de la experiencia humana.

Referencias

Gambrel, P. A., & Cianci, R. (2003). Maslow's hierarchy of needs: Does it apply in a collectivist culture. Journal of Applied Management and Entrepreneurship, 8(2), 143.

Benson, S. G., & Dundis, S. P. (2003). Understanding and motivating health care employees: integrating Maslow's hierarchy of needs, training and technology. Journal of nursing management, 11(5), 315-320.

Capítulo 8. La Teoría de Douglas McGregor

En el universo de la teoría de la administración y la gestión de recursos humanos, la figura de Douglas McGregor emerge como un disruptor intelectual que desafió las creencias convencionales sobre la naturaleza humana y su relación con el trabajo. Este capítulo se adentrará en la Teoría X y Teoría Y propuestas por McGregor, examinando sus aportes generales a la comprensión y práctica de la administración y el liderazgo.

Contextualizando las Teorías X e Y

En la década de 1960, Douglas McGregor presentó sus ideas en su libro "El lado humano de las organizaciones". En este, propuso dos visiones fundamentales sobre la naturaleza humana y su relación con el trabajo: la Teoría X y la Teoría Y. Estas representan dos extremos en el espectro de cómo los gerentes perciben y tratan a sus empleados.

Teoría X

La Teoría X refleja una visión tradicional y pesimista de la naturaleza humana. Según McGregor, quienes adoptan la Teoría X tienden a creer que los empleados son inherentemente perezosos, evitan responsabilidades siempre que pueden y necesitan ser controlados y dirigidos de manera estricta. La supervisión rigurosa y los sistemas de recompensas y castigos son considerados esenciales bajo esta perspectiva.

Teoría Y

Contrastando con la Teoría X, la Teoría Y refleja una visión más positiva y progresista. McGregor sugiere que los individuos, en su esencia, no evitan el trabajo, sino que buscan la autorrealización y se sienten motivados por objetivos intrínsecos. Los gerentes que adoptan la Teoría Y creen en la capacidad de los empleados para asumir responsabilidades, ser creativos y contribuir al desarrollo de la organización.

Aportes Generales de las Teorías X e Y

El principal aporte de McGregor radica en su llamado a una gestión más participativa y humanizada. Al presentar estas dos teorías, desafió a los gerentes a cuestionar sus suposiciones fundamentales sobre la motivación y el comportamiento humano en el entorno laboral. Su trabajo destacó la importancia de considerar las actitudes y creencias subyacentes que influyen en las prácticas de gestión.

Impacto en la Práctica Gerencial

Las ideas de McGregor han dejado una huella duradera en la práctica gerencial. Los principios de la Teoría Y han inspirado enfoques más democráticos y participativos en la toma de decisiones, así como el fomento de un entorno laboral que promueve la iniciativa y la creatividad. Su trabajo también ha influido en la evolución de la teoría de liderazgo, abogando por líderes que confíen en sus equipos y los empoderen.

Críticas y Desarrollos Posteriores

Si bien las teorías de McGregor han sido influyentes, no están exentas de críticas. Algunos argumentan que la realidad laboral es más compleja y que la adopción estricta de una u otra teoría puede ser demasiado simplista. No obstante, las ideas de McGregor han evolucionado con el tiempo, y las teorías contemporáneas sobre la gestión a menudo incorporan elementos de ambas perspectivas.

La influencia de McGregor persiste en el énfasis moderno en la participación, el liderazgo transformacional y la creación de entornos laborales que fomenten el crecimiento y la autorrealización de los empleados.

Referencias

Kopelman, R. E., Prottas, D. J., & Davis, A. L. (2008). Douglas McGregor's theory X and Y: Toward a construct-valid measure. Journal of Managerial Issues, 255-271.

Madero-Gómez, S. M., & Rodríguez-Delgado, D. R. (2018). Relationships between McGregor's X and Y theory, compensation form, and job satisfaction. CienciaUAT, 13(1), 95-107.

Segunda Parte. Carga Laboral y Salud

La relación entre el trabajo, la carga laboral y la salud es un aspecto de gran relevancia en la vida de las personas y las sociedades en general. El estrés se convierte en un denominador común que interconecta estos elementos de manera significativa. En el ámbito laboral, la carga de responsabilidades y tareas puede ser abrumadora, especialmente en un mundo cada vez más orientado hacia la productividad y la competitividad. Esta carga laboral excesiva puede llevar a la aparición de altos niveles de estrés, que, a su vez, se relaciona directamente con problemas de salud física y mental.

El estrés crónico en el trabajo puede desencadenar una serie de trastornos, como la ansiedad, la depresión, la hipertensión y trastornos gastrointestinales. Además, puede afectar la calidad del sueño y disminuir la productividad laboral. De igual forma puede afectar las relaciones interpersonales que se reflejan en problemas familiares y entornos laborales tóxicos. Es fundamental comprender que una carga laboral equilibrada es esencial para mantener un estado de salud óptimo. Las empresas y los individuos deben trabajar juntos para encontrar un equilibrio saludable, promoviendo la gestión del estrés, el apoyo emocional y la implementación de políticas laborales que fomenten un entorno de trabajo menos estresante. En última instancia, reconocer la conexión entre el trabajo, la carga laboral y la salud, y abordar el estrés de manera efectiva, es esencial para lograr una fuerza laboral más saludable y satisfecha.

En los próximos capítulos analizaremos la relación entre estrés y carga laboral.

Capítulo 9. Estrés y su historia

El concepto de estrés es relativamente nuevo en el campo de la salud, pues aparece a mediados del siglo XX. Este concepto se debe a Hans Selye, un médico y científico canadiense de origen austrohúngaro, reconocido por sus notables contribuciones al campo médico, especialmente por su trabajo pionero en el descubrimiento del "Síndrome General de Adaptación" (SGA). Selye no solo acuñó el concepto de estrés, concepto revolucionario para la época, sino que también desarrolló estudios exhaustivos posteriores sobre el estrés y su impacto en la salud, dejando un legado duradero en la comprensión de la relación entre el cuerpo, las tensiones ambientales y la aparición de enfermedades.

Síndrome General de Adaptación
El Síndrome General de Adaptación, propuesto por Selye en la década de 1930, es un modelo conceptual que describe las respuestas biológicas universales del cuerpo frente a situaciones que representan una agresión para el organismo.
En un primer momento Selye estaba interesado en identificar cuál era la hormona responsable de la respuesta sexual en roedores, momento en el cual la endocrinología estaba apenas desarrollándose. Para responder a esta pregunta Selye se concentró en estudiar extractos de ovario y su efecto en el organismo de las ratas a las cuales les inyectaba dicho extracto. Encontró que los cambios

inducidos incluían hipertrofia de la glándula suprarrenal y la presencia de úlceras en el tracto digestivo, asociado a cambios de conducta relacionada con disminución de actividad. Desafortunadamente estos mismos resultados los obtuvo inyectando extractos de otros tejidos diferentes al ovario e incluso inyectando sustancias químicas irritantes. Lejos de desistir en su investigación y analizando la información obtenida el Dr Selye asoció estas observaciones con las que había realizado, en su época de formación médica, en pacientes que fallecieron por enfermedades severas y prolongadas. Con esto plantea su famosa teoría del "Síndrome General de Adaptación" que definió como una respuesta del organismo a factores o situaciones agresoras que denomino en términos generales como "estrés".

Fases del Síndrome de adaptación general

En este nuevo síndrome propuesto Selye identificó tres fases clave: la fase de alarma, la fase de resistencia y la fase de agotamiento.

En la fase de alarma, el cuerpo reconoce la presencia de un elemento agresor o estresor y activa respuestas fisiológicas inmediatas, como el aumento de la frecuencia cardíaca y la liberación de hormonas del estrés como el cortisol. Esta fase es una reacción inicial y prepara al organismo para enfrentar la amenaza percibida.

La fase de resistencia es una etapa de adaptación continua, donde el cuerpo intenta resistir y superar el estresor. Durante esta fase, el cuerpo se adapta a la situación estresante y busca equilibrar las funciones fisiológicas para mantener un equilibrio interno, denominado la homeostasis.

Sin embargo, si la exposición al estresor es prolongada o intensa, el organismo entra en la fase de agotamiento. En esta etapa, los recursos del cuerpo se agotan, y la capacidad para enfrentar el estrés disminuye, lo que puede llevar a problemas de salud y agotamiento general.

Los aportes de Selye no se limitaron al concepto del Síndrome General de Adaptación. También desempeñó un papel fundamental en la identificación de la relación entre el estrés y diversas enfermedades. Su investigación reveló que el estrés crónico puede contribuir al desarrollo de condiciones como enfermedades cardiovasculares, trastornos gastrointestinales, trastornos mentales y otros problemas de salud.

Además de sus descubrimientos científicos, Selye introdujo el término "estrés" en la literatura médica, marcando el comienzo de una nueva era en la comprensión de las interacciones entre el cuerpo y el entorno. Su trabajo influyó en numerosos campos, desde la psicología hasta la medicina y la fisiología, y contribuyó al desarrollo de la investigación sobre el impacto del estrés en la salud. Desempeñó un papel esencial en la creación de la Sociedad Internacional de Estrés, una organización dedicada a la investigación y la comprensión del estrés y sus implicaciones para la salud.

Hans Selye fue un pionero en el campo de la investigación del estrés y su influencia en la salud. Sentó las bases para investigaciones posteriores que profundizaron en la comprensión de cómo el cuerpo responde y se adapta a las tensiones de la vida moderna y como es responsable de muchas de las enfermedades crónicas no transmisibles, que representan gran parte de la carga de la enfermedad que afecta al mundo actual.

Referencias
Viner, R. (1999). Putting stress in life: Hans Selye and the making of stress theory. Social studies of science, 29(3), 391-410.
Szabo, S., Tache, Y., & Somogyi, A. (2012). The legacy of Hans Selye and the origins of stress research: a retrospective 75 years after his landmark brief "letter" to the editor# of nature. Stress, 15(5), 472-478.
Bieliauskas, L. A. (2019). Stress and its relationship to health and illness. Routledge.

Capítulo 10. El Estrés Fisiológico

Actualmente se considera que el estrés fisiológico es una respuesta natural del cuerpo a situaciones que percibe como amenazadoras o desafiantes. Es una respuesta presente en todos los organismos a lo largo de la escala evolutiva y garantiza la supervivencia del individuo. Esta respuesta es rápida y desaparece al detener el factor causante.

Sin embargo, este fenómeno, aunque es esencial para la supervivencia, puede convertirse en un problema cuando perdura en el tiempo y se vuelve crónico o excesivo. Entender las causas, los mecanismos, las manifestaciones y las consecuencias del estrés fisiológico es crucial para abordar adecuadamente sus impactos en la salud humana.

Causas del Estrés Fisiológico

Las causas del estrés fisiológico son diversas y pueden variar según las circunstancias individuales. Situaciones de peligro inminente, cambios significativos en la vida, presiones laborales, conflictos interpersonales y eventos traumáticos son ejemplos comunes. Factores genéticos y biológicos también pueden influir en la vulnerabilidad de una persona al estrés.

Mecanismos Fisiológicos

Cuando el cuerpo percibe una amenaza, ya sea real o imaginaria, se desencadena una serie de respuestas fisiológicas. Una parte del sistema nervioso, el sistema nervioso autónomo simpático se activa, liberando hormonas del estrés como la adrenalina y la adrenalina. También se liberan hormonas de la corteza suprarrenal como el cortisol. Estas hormonas preparan al cuerpo para la acción al aumentar la frecuencia cardíaca, la presión arterial y la disponibilidad de energía. Además, se produce una respuesta inflamatoria y se suprimen funciones no esenciales como la digestión y la reproducción.

Manifestaciones del Estrés crónico
Cuando el factor estresante se mantiene en el tiempo puede ser causante de múltiples manifestaciones corporales. Las manifestaciones del estrés fisiológico pueden ser variadas y afectar diferentes sistemas del cuerpo. A nivel físico, los síntomas pueden incluir dolores de cabeza, tensión muscular, trastornos del sueño y problemas gastrointestinales. Además, el estrés crónico puede debilitar el sistema inmunológico, aumentando la susceptibilidad a enfermedades. A nivel mental, se pueden experimentar dificultades de concentración, irritabilidad y cambios en el estado de ánimo.

Consecuencias del Estrés
El estrés cuando es crónico o severo, puede tener consecuencias significativas para la salud. A nivel cardiovascular, puede contribuir al desarrollo de enfermedades como la hipertensión arterial y enfermedades cardíacas. Además, el impacto en el sistema inmunológico puede aumentar la vulnerabilidad a infecciones y enfermedades inflamatorias no infecciosas. Se ha vinculado el estrés crónico a trastornos mentales, como

la ansiedad y la depresión, y también se ha asociado con problemas metabólicos, como la diabetes tipo 2.

En el ámbito cognitivo, el estrés prolongado puede afectar la memoria y la toma de decisiones. A nivel conductual, las personas bajo estrés pueden recurrir a mecanismos de afrontamiento perjudiciales, como el consumo excesivo de alcohol o sustancias adictivas, el tabaquismo y patrones alimentarios no saludables.

Prevención y manejo del Estrés

La gestión efectiva del estrés es esencial para prevenir sus consecuencias negativas. Estrategias como la práctica regular de ejercicio físico, técnicas de relajación, la búsqueda de apoyo social y la adopción de hábitos de vida saludables pueden ayudar a reducir el impacto del estrés. La identificación de las fuentes de estrés y la implementación de cambios en el estilo de vida también son fundamentales.

Referencias

Kemeny, M. E. (2003). The psychobiology of stress. Current directions in psychological science, 12(4), 124-129.

Gunnar, M., & Quevedo, K. (2007). The neurobiology of stress and development. Annu. Rev. Psychol., 58, 145-173.

Capítulo 11. Estrés y Carga Laboral

El estrés, ese intruso silencioso que se cierne sobre nuestras vidas, encuentra un terreno fértil en el campo laboral. Para comprender su alcance, primero debemos recordar la definición de estrés. En términos simples, el estrés es la respuesta del cuerpo a demandas externas que superan sus capacidades de afrontamiento. El estrés no siempre es perjudicial; un cierto grado de estrés puede ser motivador. Sin embargo, cuando se prolonga y se vuelve abrumador, se convierte en un enemigo silencioso de la salud física y mental.

Los efectos del estrés son vastos y afectan a todo el cuerpo. Desde la fatiga y la irritabilidad hasta problemas más graves como enfermedades cardiovasculares y trastornos mentales, el estrés se manifiesta de diversas maneras. En el entorno laboral, la carga laboral es una fuente común de estrés. Investigaciones han demostrado que la percepción de una carga laboral excesiva está directamente relacionada con niveles elevados de estrés. El trabajador se siente abrumado, incapaz de hacer frente a las demandas y presiones constantes.

Estudios de casos respaldan estas conclusiones. Analizando la relación entre carga laboral y estrés en diversas industrias, se observa una correlación clara. En el sector de la salud, por ejemplo, los profesionales a menudo enfrentan una carga intensa debido a largas jornadas laborales, inversión del ciclo sueño-vigilia por gran número de turnos nocturnos y situaciones emocionalmente desafiantes, como las que se presentan en servicios de emergencias, servicios quirúrgicos o unidades de cuidado intensivo. Esto se traduce en tasas significativamente más altas de estrés y agotamiento.

En otras áreas la era moderna, donde la conectividad constante ha extendido las horas de trabajo más allá de la oficina física, la carga laboral puede seguirnos a casa, exacerbando los efectos del estrés. Es imperativo que las organizaciones reconozcan esta relación y busquen estrategias para mitigar la carga laboral, priorizando la salud y el bienestar de sus empleados. Solo así podremos construir entornos laborales sostenibles y promover la salud integral.

Referencias

Karasek, R. A., Russell, R. S., & Theorell, T. (1982). Physiology of stress and regeneration in job related cardiovascular illness. Journal of Human Stress, 8(1), 29-42.

Byrne, D. G., & Espnes, G. A. (2008). Occupational stress and cardiovascular disease. Stress and Health: Journal of the International Society for the Investigation of Stress, 24(3), 231-238.

Capítulo 12. Estrés y salud Mental en el Trabajo

La carga laboral física no solo ejerce presión sobre el cuerpo, sino que también puede tener un impacto significativo en la salud mental de los trabajadores. La ejecución constante de tareas físicas exigentes puede desencadenar estrés, agotamiento y problemas psicológicos más profundos, afectando negativamente el bienestar general de los empleados.

Un ejemplo claro de cómo la carga física afecta la salud mental es la fatiga acumulativa. Trabajadores que realizan tareas físicas extenuantes durante largos periodos pueden experimentar agotamiento, lo que puede dar lugar a irritabilidad, falta de concentración y disminución del rendimiento cognitivo. Esta fatiga mental puede contribuir al estrés y a problemas de salud mental más graves, como la ansiedad y la depresión. Pero además de la disminución en la productividad, la probabilidad de errores y accidentes se incrementa en aquellos trabajos donde se requiere atención, concentración, toma de decisiones rápidas.

Para abordar estos problemas, es esencial implementar estrategias que mitiguen la carga mental asociada con la labor física intensiva. La introducción de pausas breves durante la jornada laboral puede proporcionar a los trabajadores tiempo para descansar y recuperarse, reduciendo así el impacto acumulativo en su bienestar mental. Además, programas de apoyo psicológico en el lugar de trabajo, como asesoramiento o sesiones de gestión del estrés, pueden ser vitales para proporcionar a los empleados herramientas para lidiar con la carga mental.

La tecnología también desempeña un papel crucial. La automatización de tareas físicamente exigentes puede aliviar la carga laboral y reducir la presión mental asociada. Además, la capacitación en técnicas de manejo del estrés y la promoción de una cultura de trabajo que valore la salud mental son pasos fundamentales para abordar los problemas derivados de la carga laboral física.

La carga laboral física puede tener repercusiones significativas en la salud mental y al adoptar estrategias preventivas y promover un entorno de trabajo saludable, las organizaciones pueden proteger la salud integral de sus empleados, fomentando así una fuerza laboral más productiva y equilibrada.

Referencias

Shigemi, J., Mino, Y., Tsuda, T., Babazono, A., & Aoyama, H. (1997). The relationship between job stress and mental health at work. Industrial Health, 35(1), 29-35.
Kopp, M. S., Stauder, A., Purebl, G., Janszky, I., & Skrabski, A. (2008). Work stress and mental health in a changing society. European Journal of Public Health, 18(3), 238-244.
Le Blanc, P., de Jonge, J., & Schaufeli, W. B. (2000). Job stress and health. Blackwell Publishing.

Capítulo 13. Carga Laboral Física y Salud

La carga laboral física, cuando es excesiva o mal gestionada, puede tener consecuencias perjudiciales para la salud de los trabajadores. Desde dolores musculares hasta lesiones agudas o crónicas, los efectos pueden ser variados y, en algunos casos, irreversibles. Los costos para la sociedad pueden ser altos pues puede incluir desde ausentismo laboral, incapacidades temporales a permanentes, invalidez y en casos extremos la muerte. Es crucial entender estos riesgos y adoptar medidas preventivas para salvaguardar la salud de los empleados.

La ejecución repetitiva de tareas físicas intensas, como levantar objetos pesados o realizar movimientos repetitivos, pero también asumir posiciones estáticas durante mucho tiempo y/o malas posiciones puede resultar en lesiones musculoesqueléticas y dolores crónicos. Un ejemplo común es el síndrome del túnel carpiano entre aquellos que realizan actividades que requieren movimientos repetitivos de las manos y muñecas. La fatiga acumulativa puede aumentar la probabilidad de lesiones y reducir la eficiencia laboral.

Para prevenir tales problemas, es esencial implementar medidas ergonómicas en los lugares de trabajo. Proporcionar equipos adecuados y capacitar a los empleados sobre técnicas de levantamiento seguro son estrategias efectivas. Además, la rotación de tareas y pausas programadas puede aliviar la tensión física y reducir el riesgo de lesiones a largo plazo.

La tecnología también desempeña un papel crucial en la prevención de lesiones laborales. El uso de dispositivos ergonómicos y tecnologías de asistencia, como exoesqueletos, puede reducir la carga física sobre el cuerpo humano, especialmente en industrias donde las tareas son inherentemente demandantes físicamente.

En resumen, la carga laboral física es una constante en cualquier actividad laboral, si no se aborda adecuadamente, puede afectar negativamente la salud de los trabajadores. Adoptar medidas preventivas, desde la capacitación en técnicas seguras hasta la implementación de tecnologías ergonómicas, es esencial para crear entornos de trabajo que promuevan la salud y el bienestar de los empleados, al tiempo que optimizan la eficiencia laboral.

Referencias

Rundmo, T., Hestad, H., & Ulleberg, P. (1998). Organisational factors, safety attitudes and workload among offshore oil personnel. Safety science, 29(2), 75-87.
Le Blanc, P., de Jonge, J., & Schaufeli, W. B. (2000). Job stress and health. Blackwell Publishing.
Kim, I., Koh, S. B., Kim, J. S., Kang, D. M., Son, M., Kim, Y., & Song, J. (2004). The relationship between musculoskeletal symptoms and job stress & intensity of labor among shipbuilding workers. Korean Journal of Occupational and Environmental Medicine, 16(4), 401-412.

Capítulo 14. Fatiga y Burn-out

El Síndrome de Fatiga Crónica (SFC) y el Burnout son fenómenos que afectan a individuos en diferentes contextos, pero comparten similitudes en términos de sus manifestaciones y consecuencias. Ambos están intrínsecamente vinculados al estrés, siendo el Burnout particularmente asociado al ámbito laboral. Entender las causas, mecanismos y consecuencias de estos síndromes es fundamental para abordar eficazmente sus impactos en la salud física y mental.

Síndrome de Fatiga Crónica y sus causas

El SFC se caracteriza por una fatiga persistente y debilitante que no se alivia con el descanso. Sus causas aún no están completamente comprendidas, pero se cree que factores como infecciones virales, disfunciones inmunológicas, y factores genéticos y ambientales pueden contribuir. El estrés crónico también se ha identificado como un posible desencadenante.

Mecanismos del Síndrome de Fatiga Crónica

Los mecanismos exactos del SFC no están claros, pero se ha observado una disfunción inmunológica, trastornos del sueño y alteraciones en el sistema nervioso central. La respuesta inflamatoria y la activación persistente del sistema inmunológico son características comunes. Además, se ha sugerido que el SFC podría ser el resultado de una combinación de factores físicos y psicológicos.

Consecuencias del Síndrome de Fatiga Crónica

El SFC puede tener consecuencias significativas en la calidad de vida de quienes lo padecen. Además de la fatiga persistente, los síntomas pueden incluir dolores musculares, trastornos del sueño, problemas cognitivos y síntomas similares a la gripe. Las personas con SFC a menudo enfrentan desafíos en sus relaciones personales y laborales, y la capacidad para llevar a cabo actividades diarias puede verse gravemente comprometida.

El Burnout y sus causas

El Burnout, por otro lado, está específicamente relacionado con el entorno laboral. Se desarrolla como respuesta al estrés crónico laboral y a una carga de trabajo excesiva. Las causas comunes incluyen altas demandas laborales, falta de control sobre el trabajo, ambientes laborales poco saludables y una falta de apoyo social en el trabajo.

Mecanismos del Burnout

El Burnout se caracteriza por una respuesta prolongada al estrés laboral crónico. Los mecanismos subyacentes implican la activación continua del sistema de respuesta al estrés, que puede agotar los recursos físicos y mentales del individuo. La sensación de falta de control y la percepción de una carga de trabajo abrumadora son factores clave.

Consecuencias del Burnout

Las consecuencias del Burnout son amplias y afectan tanto a nivel físico como mental. Se pueden experimentar síntomas físicos como fatiga, dolores de cabeza y problemas gastrointestinales. A nivel mental, el agotamiento emocional, la despersonalización y la disminución del rendimiento laboral son comunes. Además, el Burnout se ha relacionado con problemas de salud a largo plazo, como enfermedades cardiovasculares y trastornos mentales.

Relación con la Carga Laboral
Tanto el SFC como el Burnout están vinculados a la carga laboral, pero de maneras diferentes. Mientras que el SFC puede ser desencadenado por diversos factores, incluido el estrés laboral, el Burnout es una respuesta específica al entorno de trabajo. La falta de equilibrio entre las demandas laborales y los recursos disponibles para enfrentarlas es un factor clave en la génesis del Burnout.

Tanto el Síndrome de Fatiga Crónica como el Burnout son manifestaciones de respuestas prolongadas al estrés, con el primero siendo más amplio en su alcance y el segundo estando más directamente vinculado al ámbito laboral. Comprender las causas, mecanismos y consecuencias de estos síndromes es crucial para abordar adecuadamente sus impactos en la salud y promover ambientes laborales más saludables y sostenibles.

Referencias
Iacovides, A., Fountoulakis, K. N., Kaprinis, S., & Kaprinis, G. (2003). The relationship between job stress, burnout and clinical depression. Journal of affective disorders, 75(3), 209-221.
Schaufeli, W. B., & Peeters, M. C. (2000). Job stress and burnout among correctional officers: A literature review. International Journal of stress management, 7(1), 19-48.
Wu, F., Ren, Z., Wang, Q., He, M., Xiong, W., Ma, G., ... & Zhang, X. (2021). The relationship between job stress and

job burnout: the mediating effects of perceived social support and job satisfaction. Psychology, health & medicine, 26(2), 204-211.

Agyapong, B., Obuobi-Donkor, G., Burback, L., & Wei, Y. (2022). Stress, burnout, anxiety and depression among teachers: A scoping review. International journal of environmental research and public health, 19(17), 10706.

Tercera Parte. Filosofía, trabajo y carga Laboral

A lo largo de la historia, la carga laboral ha sido un tema recurrente en la reflexión filosófica. A través de las eras, filósofos de diversas corrientes han explorado incesantemente cuestiones intrincadas relacionadas con el trabajo, la alienación, la justicia y la ética laboral. Sus análisis han arrojado una luz valiosa sobre la interconexión entre el individuo y su actividad diaria.

Desde los antiguos griegos hasta los pensadores contemporáneos, el trabajo ha sido un elemento esencial en la experiencia humana. Los filósofos han cuestionado si el trabajo es una carga impuesta o una fuente de realización personal. Han examinado cómo la división del trabajo puede llevar a la alienación y cómo la justicia en el ámbito laboral puede influir en la equidad social.

Desde las enseñanzas de Platón y Aristóteles sobre la virtud en el trabajo hasta las reflexiones de pensadores modernos como Karl Marx, Albert Camus, hasta filósofos contemporáneos sobre la distribución justa de las recompensas laborales, la filosofía ha proporcionado perspectivas ricas y variadas. Estas perspectivas continúan siendo relevantes en nuestra sociedad actual, donde la naturaleza y la valoración del trabajo siguen siendo cuestiones fundamentales en la búsqueda de una vida significativa y una sociedad justa.

Capítulo 15. Reflexiones Filosóficas

La carga laboral, en la complejidad de la vida contemporánea, ha sido objeto de reflexión filosófica a lo largo de la historia. Filósofos de diversas corrientes han abordado temas relacionados con el trabajo, la alienación, la justicia y la ética laboral, proporcionando perspectivas valiosas sobre la relación entre el individuo y su labor diaria. A continuación, una breve mención sobre reflexiones específicas de algunos de ellos.

Karl Marx y la Alienación Laboral

Karl Marx, en su obra seminal "El Capital", exploró la noción de alienación laboral. Para Marx, la carga laboral bajo el sistema capitalista conduce a una alienación del trabajador de su propio producto y del proceso de trabajo. El trabajador, según Marx, se convierte en un mero engranaje en la maquinaria capitalista, perdiendo su conexión con el producto final y siendo explotado en un sistema que valora la mercantilización del trabajo.

Albert Camus y la Absurdidad del Trabajo

El filósofo existencialista Albert Camus, en su ensayo "El mito de Sísifo", examina la absurdidad inherente al trabajo humano. Para Camus, la rutina diaria, la repetición en el trabajo y la falta de significado intrínseco pueden generar una carga que impulsa al individuo a buscar un sentido en un mundo aparentemente absurdo.

Hannah Arendt y el homo laborans

La filósofa política Hannah Arendt, en su obra "La condición humana", resalta la importancia del trabajo en la polis griega. Arendt distingue entre el trabajo, la labor y la acción. Mientras que la labor está asociada con las necesidades biológicas, y la acción con la participación en la vida política, el trabajo, para Arendt, es el acto de crear y dar forma al mundo. La carga laboral, en este contexto, se convierte en una parte esencial de la actividad humana que contribuye a la creación y sostenimiento de la comunidad.

Bertrand Russell y la valoración del ocio

Bertrand Russell, en su ensayo "En defensa de la ociosidad", desafía la suposición de que una carga laboral extensa es necesaria para la realización humana. Russell aboga por una distribución más equitativa del trabajo y defiende la importancia del ocio creativo como un componente esencial de la vida humana.

Simone de Beauvoir y la libertad en el trabajo

Simone de Beauvoir, influyente filósofa existencialista y feminista, abordó la carga laboral desde una perspectiva de género. En su obra "El segundo sexo", analiza la relación entre las mujeres y el trabajo, destacando cómo la carga laboral y las expectativas sociales pueden limitar la libertad y autonomía de las mujeres.

Estos filósofos proporcionan solo una visión fragmentaria de las complejidades filosóficas asociadas con la carga laboral. Las cuestiones éticas, sociales y existenciales que rodean el trabajo continúan siendo discutidas y reinterpretadas por pensadores contemporáneos. Al explorar estas perspectivas filosóficas, se puede ganar una comprensión más profunda de la carga laboral y sus implicaciones en la vida humana. La filosofía, como siempre, actúa como un espejo que refleja y cuestiona nuestras relaciones con el trabajo y, en última instancia, con nuestra propia existencia.

Referencias

Rioux, S., LeBaron, G., & Verovšek, P. J. (2020). Capitalism and unfree labor: a review of Marxist perspectives on modern slavery. Review of International Political Economy, 27(3), 709-731.

Vitale, S. (2020). Beyond" Homo Laborans": Marx's Dialectical Account of Human Essence. Social theory and practice, 633-655.

Russell, B. (2023). Educación y orden social. Edhasa.

de Villeneuve, C. (2022). Simone de Beauvoir and contemporary feminism. Etudes, (6), 51-64.

Firdausy, A. (2021). Discrimination between Sexes in" On the Basis of Sex" by Mimi Leder. LITERA KULTURA: Journal of Literary and Cultural Studies, 9(3), 1-6.

Capítulo 16. La Sociedad del Cansancio

La teoría filosófica de la sociedad del cansancio, propuesta por el filósofo surcoreano Byung-Chul Han, ofrece una perspectiva penetrante sobre los desafíos contemporáneos que enfrenta la sociedad. El filósofo Han argumenta que la sociedad contemporánea está caracterizada por una epidemia de cansancio y agotamiento, asociado a un exceso de positivismo lo que contrasta con la sociedad disciplinaria, negativista y atemorizada descrita por Michel Foucault y propia del capitalismo. Para Foucault el trabajo es una obligación, una imposición externa y un deber que debe ser controlado por represión externa para garantizar normalidad: fábricas, hospitales, cuarteles y prisiones son el símbolo del poder y el control sobre el individuo.

Para Han, la sociedad actual en donde prima la doctrina neoliberal, la globalización, la hiperconectividad y el consumismo, se caracteriza por una sociedad en donde la libertad del individuo es el eslogan y la superación y la realización depende del individuo, la consigna del "tú puedes" reemplaza la consigna del "tu debes" del capitalismo y la era industrial. En esta sociedad del rendimiento son comunes el emprendimiento, el trabajo independiente, creativo, el éxito y los logros personales. El exceso de positivismo es un común denominador. En este caso la presión por producir no es externa sino interna. Es el control interno del propio individuo y la autoexigencia el común denominador. Esto conduce a perder límites y a un exceso de trabajo, favorecido por la hiperconectividad, las redes sociales virtuales y el teletrabajo y a la autoexplotación voluntaria y la compulsión por la productividad.

La relación entre la teoría de Han y la carga laboral autoimpuesta en la sociedad moderna es innegable. En este contexto, el trabajo se convierte en una fuente principal de fatiga, donde la presión constante por la eficiencia y la maximización del rendimiento lleva a una extenuación psicológica y física. La flexibilidad laboral, aparentemente liberadora, en realidad intensifica la carga sobre los individuos al difuminar las líneas entre la vida laboral y personal.

El filósofo surcoreano sugiere que esta cultura del rendimiento excesivo lleva a una falta de resistencia, tanto individual como colectiva. La capacidad de resistir y cuestionar se debilita en una sociedad obsesionada con el éxito rápido y la eficiencia incesante. La búsqueda desenfrenada de logros deja a los individuos atrapados en un ciclo de autoexigencia implacable.

Han plantea que hay enfermedades propias de cada momento histórico. En el caso de la era capitalista donde la relación jefe-empleado y la autoridad y el poder son el vínculo la teoría inmunológica permite explicar relaciones sociales. Así como el sistema inmune o los antibióticos permiten controlar la agresión externa los hospitales, las cárceles, los cuarteles y las fábricas son las formas de control para tener una sociedad sana y productiva. En este contexto, los hospitales pueden interpretarse como espacios donde se atienden y controlan las manifestaciones de malestar emocional y psicológico, en un intento por mantener la fuerza laboral eficiente. Las cárceles, por otro lado, se perciben como mecanismos de control social que segregan a aquellos que desafían el statu quo. Los cuarteles representan la dimensión militar y de seguridad necesaria para garantizar la estabilidad del sistema, y las fábricas simbolizan la esfera de producción y trabajo, donde la productividad se valora por encima de todo.

Pero en la condición actual con la autoexplotación del individuo por tratar de alcanzar metas inalcanzables se presentan situaciones de hiperactividad, frustración, fatiga, decepción entre otras. Aquí se hace necesario el esparcimiento como una forma de liberar esa presión y hospitales, fábricas, cuarteles son reemplazados por gimnasios, discotecas, plataformas de entretenimiento entre otros. Aquí lejos de lograr el esparcimiento y descanso se continua con la obsesión del rendimiento y la hiperactividad: hacer varias series de ejercicios para alcanzar un físico ideal o ver horas de series de moda en plataformas virtuales y que son tema de conversación en el día a día. Pero además el individuo se convierte en un consumidor de esparcimiento: planes de viajes, boletos para teatro, boletos para ver deportes, suscripciones a revistas, juegos, entre otros. En ese entorno es imposible el descanso y aparecen enfermedades como el Burnout, los trastornos obsesivos compulsivos, la ansiedad, la depresión. El modelo inmunológico que previamente se utilizaba para explicar las enfermedades sociales ya no resulta adecuado. En su lugar, surge un modelo neurológico o neuronal que se torna esencial para comprender las enfermedades mentales contemporáneas. También permite explicar la proliferación de métodos de autoayuda, gurús del emprendimiento y la autorrealización que proliferan en forma permanente en las redes sociales y los canales de comunicación masivos. También permite explicar el aumento en el consumo de analgésicos, antidepresivos, somníferos, alcohol, tabaco, drogas psicotrópicas y la búsqueda de profesionales del área de la psicología y la psiquiatría.

La teoría de la sociedad del cansancio de Byung-Chul Han arroja luz sobre los aspectos psicológicos y sociales de la carga laboral en la sociedad contemporánea. Plantea preguntas cruciales sobre la sostenibilidad y la salud mental en un mundo obsesionado con la productividad y la autoexplotación. La comprensión de estas dinámicas es esencial para abordar los desafíos que enfrentamos en la búsqueda de un equilibrio más saludable entre el tiempo y espacio del trabajo y de la vida personal.

Referencias

Han, B. C. (2015). The burnout society. Stanford University Press.

Orozco, J. (2015). De la sociedad del cansancio a la sociedad del aburrimiento. Revista estudios, 113(13), 169-193.

Capítulo 17. La Obsesión por el Trabajo

La obsesión por el trabajo en el mundo actual se manifiesta como una característica dominante de la cultura contemporánea. En la era digital, donde la conectividad constante se ha vuelto omnipresente, la línea entre la vida laboral y personal se ha difuminado significativamente. La tecnología, lejos de liberarnos, ha contribuido a una cultura de disponibilidad constante, donde la obsesión por el trabajo se ha arraigado profundamente.

Esta obsesión se refleja en la carga laboral que enfrentan los individuos. La presión para estar siempre conectado, responder correos electrónicos fuera del horario laboral y cumplir con plazos ajustados ha creado una atmósfera en la que la fatiga se convierte en la norma. La sociedad contemporánea valora la productividad y el éxito, pero a menudo a expensas del bienestar individual.

Esto se exacerbo con la pandemia del COVID-19 y el confinamiento obligatorio que transformó radicalmente la forma en que vivimos y trabajamos. Uno de los cambios más notables ha sido la aceleración de la hiperconectividad, que ya venía en desarrollo en ciertos campos en especial en el de la educación virtual. Con la imposición del distanciamiento social y el auge del teletrabajo, las personas han dependido más que nunca de la tecnología para mantenerse en contacto con colegas, amigos y familiares. Esta hiperconectividad ha llevado a la fusión del espacio laboral y personal, ya que la línea que separa el trabajo de la vida cotidiana se ha vuelto borrosa. Las fronteras entre la vida profesional y la personal se han desdibujado, dando paso a un nuevo paradigma donde las videoconferencias matutinas comparten espacio con los desayunos familiares, o las conferencias nocturnas y globales se mezclan con horas de sueño. La falta de límites claros entre el trabajo y el hogar ha resultado en un aumento significativo de la carga laboral. La constante disponibilidad a través de dispositivos electrónicos ha creado una expectativa y una necesidad inconsciente de estar siempre "en línea", lo que ha contribuido a una jornada laboral que se extiende más allá de las tradicionales horas de oficina. Esto puede llegar a tal extremo que se puede configurar una nueva adicción: la adicción al trabajo.

La cultura de la obsesión por el trabajo también ha transformado la percepción del descanso. El tiempo libre se ve a menudo como una oportunidad para ser más productivo en lugar de un período necesario para la recuperación y el rejuvenecimiento. Esta mentalidad contribuye aún más a la carga laboral, ya que se espera que los individuos maximicen cada momento disponible.

La necesidad constante de estar conectado y la presión para ser siempre productivo han llevado a una cultura donde el agotamiento es común. Abordar esta obsesión requiere una reevaluación de los valores sociales y una reconceptualización de la importancia del equilibrio entre el trabajo y la vida para preservar la salud mental y el bienestar.

Referencias

Spence, J. T., & Robbins, A. S. (1992). Workaholism: Definition, measurement, and preliminary results. Journal of personality assessment, 58(1), 160-178.

Taris, T. W., Schaufeli, W. B., & Shimazu, A. (2010). The push and pull of work: About the difference between workaholism and work engagement (pp. 39-53). Work engagement: A handbook of essential theory and research. New York: Psychology Press.

Sussman, S. (2012). Workaholism: A review. Journal of addiction research & therapy, (1).

Capítulo 18. Trabajo como Esclavismo y Autoexplotación

En la sociedad contemporánea, la noción de trabajo, lejos de ser simplemente una actividad productiva, ha adquirido connotaciones complejas que plantean preguntas acuciantes sobre la naturaleza de la existencia humana. La posibilidad de que el trabajo se convierta en una forma de esclavismo y explotación se ha vuelto cada vez más evidente, y esto está intrínsecamente vinculado con el fenómeno de la autoexplotación.

Históricamente, la esclavitud ha sido considerada como una institución pasada, pero la conceptualización del trabajo contemporáneo ha llevado a una reevaluación de esta perspectiva. En lugar de las cadenas físicas de la esclavitud clásica, se ha argumentado que la sociedad moderna ha creado un tipo de esclavismo encubierto, donde las demandas laborales se extienden más allá de las fronteras tradicionales del tiempo y del espacio. La conectividad digital perpetua ha dado lugar a una disponibilidad constante, erosionando los límites entre la vida laboral y personal. En este escenario, el trabajador se convierte en un esclavo de la urgencia perpetua, sin descanso ni respiro.

Esta nueva forma de esclavismo se entrelaza estrechamente con el concepto de autoexplotación, una noción que ha ganado prominencia en el discurso contemporáneo. La autoexplotación implica la voluntaria subordinación del individuo a un régimen laboral implacable, donde la presión para ser productivo y exitoso proviene no solo de factores externos, sino también de una internalización de estos imperativos. Como se ha mencionado previamente, el filósofo Byung-Chul Han, en su obra La sociedad del cansancio, sostiene que la sociedad del rendimiento ha generado un fenómeno donde el individuo se explota a sí mismo en aras de la eficiencia y la productividad. Este proceso, aparentemente autónomo, conduce a una autoalienación, donde la persona se convierte en su propio opresor.

La autoexplotación se manifiesta en diversas formas, desde la renuncia al tiempo libre hasta la erosión de los límites entre la vida profesional y personal. En un contexto donde el éxito se mide con frecuencia en términos de logros profesionales, la autoexplotación se presenta como una elección consciente para mantenerse a la altura de las expectativas sociales y laborales. La presión para estar siempre disponible, la necesidad de perfeccionismo y la autoexigencia constante son síntomas de este fenómeno. Por otro lado, Han plantea que los medios han fomentado una sociedad narcisista en donde la búsqueda del reconocimiento por parte de los otros es una constante y esto se hace documentando y exponiendo cada momento de su vida personal a través de redes sociales en búsqueda de "clicks" y "likes". También plantea que en esos medios de comunicación no hay espacio para el fracaso personal, solo se documenta el éxito, el placer y la felicidad, ocultando aspectos normales de la vida como el dolor la tristeza y la muerte.

La influencia de la autoexplotación en la carga laboral contemporánea es innegable. La obsesión por el trabajo, alimentada por la autoexigencia, puede conducir a una fatiga abrumadora y a problemas de salud mental. La incapacidad para desconectar y establecer límites saludables contribuye a la sensación de esclavitud, donde el individuo se encuentra atrapado en un ciclo agotador de autoexplotación.

La sociedad actual, obsesionada con la productividad y el éxito, ha creado un entorno propicio para esta forma de esclavitud encubierta, donde los individuos se someten voluntariamente a demandas laborales desmedidas. Comprender y abordar este fenómeno es esencial para preservar la dignidad humana y cultivar una cultura laboral que valore la salud mental y el bienestar.

Referencias

Han, B. C. (2015). The burnout society. Stanford University Press.

Orozco, J. (2015). De la sociedad del cansancio a la sociedad del aburrimiento. Revista estudios, 113(13), 169-193.

Cenci, W. (2022). La emoción y la afectividad neoliberal en Byung Chul Han. Argumentos. Estudios críticos de la sociedad, 217-237.

Cuarta Parte. Era Digital, Teletrabajo y Carga Laboral

En la vertiginosa Era Digital, el teletrabajo ha emergido como un paradigma laboral transformador. Este fenómeno, catalizado por avances tecnológicos, ha redefinido la relación entre individuos y sus ocupaciones. La omnipresencia de dispositivos conectados y plataformas colaborativas ha impulsado la descentralización laboral, permitiendo a profesionales desempeñarse desde cualquier rincón del mundo. No obstante, este cambio no está exento de desafíos. La carga laboral, antes confinada a espacios físicos, ahora se extiende virtualmente, planteando interrogantes sobre límites y equilibrio. Así, en este contexto digital, la reflexión sobre el teletrabajo y su impacto en la carga laboral se vuelve esencial para comprender y optimizar esta nueva era laboral.

Capítulo 19. El trabajo en la era Digital. Ventajas y desafíos

En el siglo XXI, la tecnología ha tejido una red imparable que ha transformado radicalmente la naturaleza misma del trabajo. La Era Digital, con sus rápidos avances, ha alterado la forma en que las personas trabajan y ha dado a luz a un fenómeno clave: el teletrabajo. Este cambio de paradigma ha democratizado las oportunidades laborales al romper las barreras geográficas y ha desencadenado una profunda reflexión sobre la carga laboral.

El teletrabajo, impulsado por la conectividad global y herramientas digitales, ha permitido a los profesionales realizar sus tareas desde la comodidad de sus hogares o cualquier lugar con acceso a internet. La flexibilidad resultante ha redefinido el concepto tradicional de oficina y ha impulsado un cambio en la estructura laboral. Sin embargo, esta libertad no está exenta de desafíos. La frontera entre el espacio personal y profesional se ha vuelto borrosa, y la línea que solía dividir el trabajo del hogar ahora es tenue. Este fenómeno ha dado lugar a una nueva forma de carga laboral, una que no se limita a las paredes de la oficina, sino que se infiltra en la vida cotidiana.

La omnipresencia de dispositivos digitales ha contribuido al fenómeno de la "siempre conectividad". Los correos electrónicos, mensajes y reuniones virtuales pueden invadir el tiempo personal, creando una carga laboral constante.

Aunque la tecnología ha proporcionado herramientas eficientes para la comunicación y colaboración, también ha establecido una dinámica laboral en la que la desconexión se convierte en un desafío. Los profesionales, muchas veces, se encuentran lidiando con la presión de responder a mensajes fuera del horario laboral, lo que contribuye a una carga constante que se extiende más allá de las horas normales de trabajo.

La naturaleza cambiante del trabajo ha llevado a una reevaluación de las expectativas y límites laborales. Antes, el desplazamiento físico a la oficina marcaba el inicio y el final de la jornada laboral, proporcionando una estructura clara. Ahora, con el teletrabajo, la línea entre el tiempo personal y laboral se desdibuja, lo que hace que sea crucial establecer límites claros para preservar el bienestar y prevenir la fatiga laboral.

La tecnología también ha introducido la automatización en diversos sectores, transformando las funciones laborales. Si bien esta automatización ha mejorado la eficiencia en muchos aspectos, también ha suscitado preocupaciones sobre la pérdida de empleos y la necesidad de desarrollar nuevas habilidades. Los trabajadores se enfrentan a la presión constante de mantenerse actualizados en un entorno laboral que evoluciona rápidamente, lo que añade otra capa a la carga laboral moderna.

No obstante, es crucial reconocer que la tecnología no solo ha generado desafíos, sino que también ha abierto oportunidades significativas. La posibilidad de acceder a recursos y colaborar en tiempo real ha mejorado la eficiencia y la productividad. Las plataformas de teletrabajo han permitido la formación de equipos distribuidos globalmente, aprovechando la diversidad y la especialización sin verse limitados por ubicaciones geográficas.

Es innegable que la tecnología ha sido el catalizador de una transformación profunda en la forma en que trabajamos y cómo percibimos la carga laboral. El teletrabajo, impulsado por la conectividad digital, ha creado una dinámica laboral más flexible pero también ha desencadenado desafíos relacionados con la desconexión y la gestión del tiempo. En este paisaje en constante evolución, los profesionales deben adaptarse, establecer límites saludables y aprovechar las oportunidades que la tecnología ofrece para lograr un equilibrio óptimo entre la vida laboral y personal.

Referencias

Lombardero, L. (2015). Trabajar en la era digital (2a edición). Editorial Almuzara.

Spremolla, G. C. (2017). El trabajo en la era digital. Revista de derecho, 16(31), 103-123.

Antunes, R. (2020). ¿Cuál es el futuro del trabajo en la era digital?. Observatorio latinoamericano y caribeño, 4(1), 12-22.

Capítulo 20. Estrategias para Mitigar la Carga Laboral en la Era Digital

En el dinámico escenario del teletrabajo y la era digital, gestionar y reducir la carga laboral se ha convertido en un desafío crucial para el bienestar de los profesionales. A medida que la línea entre la vida laboral y personal se desdibuja, es esencial adoptar estrategias efectivas para mantener un equilibrio saludable. Aquí se presentan algunas ideas y consejos para gestionar y reducir la carga laboral en este entorno digital.

En primer lugar, establecer límites claros es fundamental. Definir un horario laboral específico y adherirse a él ayuda a crear estructura y a evitar la tendencia a trabajar en exceso. Esto implica apagar notificaciones fuera del horario laboral para fomentar la desconexión. La creación de rutinas diarias también contribuye a establecer límites psicológicos entre el trabajo y la vida personal.

La gestión efectiva del tiempo es esencial para reducir la carga laboral. Utilizar técnicas de planificación, como la técnica Pomodoro, que implica intervalos de trabajo concentrado seguidos de descansos, puede mejorar la productividad y prevenir la fatiga. La priorización de tareas es otra estrategia clave; identificar y abordar las tareas más importantes primero puede generar un sentido de logro y reducir la sensación de abrumadora carga laboral.

La comunicación clara y efectiva es fundamental para evitar malentendidos y minimizar la carga asociada. Establecer expectativas claras con colegas y supervisores sobre la disponibilidad y los plazos puede reducir la presión innecesaria. Además, fomentar un ambiente de comunicación abierto y transparente permite a los empleados expresar sus preocupaciones y buscar soluciones colaborativas.

La automatización de tareas repetitivas puede ser una herramienta valiosa para reducir la carga laboral. Identificar procesos que puedan ser automatizados no solo mejora la eficiencia, sino que también libera tiempo para tareas más estratégicas y creativas. Herramientas y software especializados pueden ayudar en este proceso, permitiendo a los profesionales centrarse en actividades que realmente requieren su atención.

El establecimiento de límites digitales es esencial en la era de la conectividad constante. Programar momentos específicos para revisar correos electrónicos y mensajes evita la constante interrupción digital y contribuye a un enfoque más concentrado en las tareas importantes. Además, la implementación de "días de desconexión" ocasionales, donde se evita el uso de dispositivos digitales, puede ser beneficioso para recargar energías y reducir el estrés asociado con la carga laboral.

Fomentar la cultura del descanso y el cuidado personal es crucial. Los períodos de descanso regulares durante la jornada laboral, así como las vacaciones planificadas, son esenciales para prevenir la fatiga y el agotamiento. Las empresas pueden desempeñar un papel activo al promover políticas que respalden el equilibrio entre trabajo y vida personal, reconociendo la importancia de la salud mental y emocional de sus empleados.

La formación continua y el desarrollo de habilidades también pueden ayudar a reducir la carga laboral. Mantenerse actualizado con las últimas tecnologías y metodologías relevantes puede mejorar la eficiencia y la efectividad en el trabajo, reduciendo la necesidad de horas adicionales para mantenerse al día.

En resumen, gestionar y reducir la carga laboral en el entorno digital y de teletrabajo requiere un enfoque proactivo y multifacético. Establecer límites, gestionar el tiempo de manera efectiva, utilizar la tecnología de manera inteligente y priorizar el bienestar son pasos clave para mantener un equilibrio saludable en este entorno laboral en constante evolución. Adoptar estrategias individualizadas y fomentar una cultura organizacional que valore el equilibrio entre trabajo y vida personal son elementos esenciales para enfrentar los desafíos de la carga laboral en la era digital.

Referencias

Lombardero, L. (2015). Trabajar en la era digital (2a edición). Editorial Almuzara.

Spremolla, G. C. (2017). El trabajo en la era digital. Revista de derecho, 16(31), 103-123.

Antunes, R. (2020). ¿ Cuál es el futuro del trabajo en la era digital?. Observatorio latinoamericano y caribeño, 4(1), 12-22.

Capítulo 21. Por una regulación laboral

La evolución del entorno laboral hacia la digitalización y el teletrabajo ha llevado a la necesidad de revisar y desarrollar leyes que aborden específicamente la carga laboral en este nuevo paradigma. Estas leyes buscan equilibrar la flexibilidad ofrecida por el teletrabajo con la protección de los derechos de los trabajadores y la promoción de un ambiente laboral saludable. A continuación, se exploran algunas leyes y ejemplos reales que buscan reducir la carga laboral en el entorno digital y de teletrabajo.

Derecho a la Desconexión

Francia es pionera en la legislación del "derecho a la desconexión", implementada en 2017. Esta ley establece que las empresas con más de 50 empleados deben negociar pautas sobre la disponibilidad digital fuera del horario laboral. Su objetivo es evitar la intrusión constante en el tiempo personal de los empleados, permitiéndoles desconectar y recargar energías.

Limitación de Horas de Trabajo

Alemania ha establecido límites claros en las horas de trabajo a través de su legislación laboral. El país ha implementado una jornada laboral estándar de 8 horas al día, con un límite de 48 horas a la semana. Esto ayuda a garantizar que los empleados no se vean abrumados por largas jornadas laborales, ya sea en la oficina o trabajando desde casa.

Derecho a la Desconexión Digital en Teletrabajo

España ha incorporado el derecho a la desconexión digital en su marco normativo para abordar el teletrabajo. Esta ley reconoce el derecho de los empleados a no responder correos electrónicos o mensajes de trabajo fuera de su horario laboral, estableciendo límites claros para evitar una carga laboral constante.

Flexibilidad Horaria y Teletrabajo Voluntario

Países como Suecia han implementado legislaciones que fomentan la flexibilidad horaria y el teletrabajo voluntario. Esto permite a los empleados adaptar sus horarios según sus necesidades personales y profesionales, reduciendo la presión asociada con las rigideces tradicionales del trabajo.

Derecho a la Desconexión en Contratos Individuales

Italia ha adoptado medidas a nivel empresarial mediante la firma de acuerdos individuales sobre el derecho a la desconexión. Esto permite a los empleadores y empleados acordar términos específicos sobre la disponibilidad fuera del horario laboral, adaptándose a las necesidades particulares de cada puesto y mitigando la carga laboral no deseada.

Regulación de la Carga de Trabajo

En Australia, las leyes laborales contemplan la regulación de la carga de trabajo. Esto implica la obligación de los empleadores de garantizar que los empleados no enfrenten una carga laboral excesiva o riesgos para la salud debido a horas de trabajo prolongadas.

Derecho a la Desconexión en el Contexto Europeo

A nivel de la Unión Europea, se han propuesto iniciativas que buscan reconocer el derecho a la desconexión en todos los Estados miembros. Esto refleja la creciente conciencia sobre la importancia de establecer límites claros en un entorno laboral cada vez más digitalizado.

Estas leyes buscan no solo proteger a los trabajadores, sino también adaptar la regulación laboral a las demandas cambiantes de la era digital. La clave radica en encontrar un equilibrio que fomente la productividad y la flexibilidad sin sacrificar la salud y el bienestar de los empleados. En última instancia, estas regulaciones pretenden crear un entorno laboral que aproveche los beneficios del teletrabajo y la digitalización sin exacerbar la carga laboral hasta niveles perjudiciales.

Referencias

Goerlich, J. M. (2016). ¿ Repensar el derecho del trabajo? Cambios tecnológicos y empleo. ¿Una nueva revolución industrial? Economía digital y trabajo.

Uguina, J. R. M. (2020). Nuevos escenarios para el Estatuto de los Trabajadores del siglo XXI: digitalización y cambio tecnológico. Trabajo y Derecho: nueva revista de actualidad y relaciones laborales, (63), 4.

Fernández, M. L. R. (2021). Tecnología y trabajo: el impacto de la revolución digital en los derechos laborales y la protección social. ARANZADI/CIVITAS.

OTRAS OBRAS DEL AUTOR

BLOGS
Cerebros modificados
https://cerebrosmodificados.org/
Medicina y sociedad
https://medicinaysociedad.org/

LIBROS

El acto médico y su papel en la medicalización de la sociedad: Una aproximación desde la medicina a la filosofía
En esta obra se plantea cómo, a partir de la medicina y específicamente del acto médico, se generan una serie de cuestionamientos de orden filosófico y el impacto que tiene el acto médico en la sociedad. En resumen, se plantea que esta influencia conduce a un estado de "medicalización" de la sociedad.

El papel del lóbulo frontal en la sociedad actual. El cerebro en la toma de decisiones
En este libro se analizan algunos aspectos relacionados con la toma de decisiones, la planeación, la organización de tareas por parte del cerebro y en especial del lóbulo frontal. De igual forma se muestra su relación con manifestaciones sociales más complejas como la política, la economía, la moralidad y se plantea como la educación es un determinante de la maduración del lóbulo frontal.

Entre la memoria y el olvido. Del hipocampo y como conocemos el mundo.

En este texto se explora algunos aspectos de la memoria humana y su relación con el cerebro. Se analiza cómo se forman y se almacenan los recuerdos, qué tipos de memoria existen y qué factores pueden afectar nuestra capacidad de recordar. También se tocan algunos aspectos relacionados con el olvido, como parte importante del proceso de fijación de la memoria. El lenguaje empleado es sencillo con la idea de que el lector no experto pero interesado en el tema pueda aprovechar la información presentada.

De la alegría a la furia. Cerebro y amígdala definiendo emociones y sentimientos.

Este libro es una ventana para atisbar las profundidades de nuestra psique y las complejidades de nuestras relaciones en un mundo interconectado. Con un enfoque tanto científico como humano, aborda las emociones no solo como fenómenos biológicos, sino como el alma misma de nuestra humanidad. Bienvenido a este viaje de autodescubrimiento y reflexión, mientras navegamos las aguas turbulentas del laberinto emocional en la era moderna.